Lantairés.

COUP-D'OEIL

SUR LES DIFFICULTÉS QUI S'OPPOSENT A LA DÉCOUVERTE DES CAUSES PROCATARTIQUES DU CHOLÉRA-MORBUS, SUIVI D'UNE MÉTHODE DE TRAITEMENT, RELATIVE A L'ÉTAT ACTUEL DE NOS CONNAISSANCES.

PAR JACQUES LANTAIRÉS, DE ST. GÈNIEZ, DÉPART[t] DU GARD, EX-CHIRURGIEN AUX ARMÉES DES PYRÉNÉES ORIENTALES, DOCTEUR EN MÉDECINE DE MONTPELLIER ET MÉDECIN A AIX, BOUCHES-DU-RHÔNE.

Interdùm doctâ plus valet arte malum.

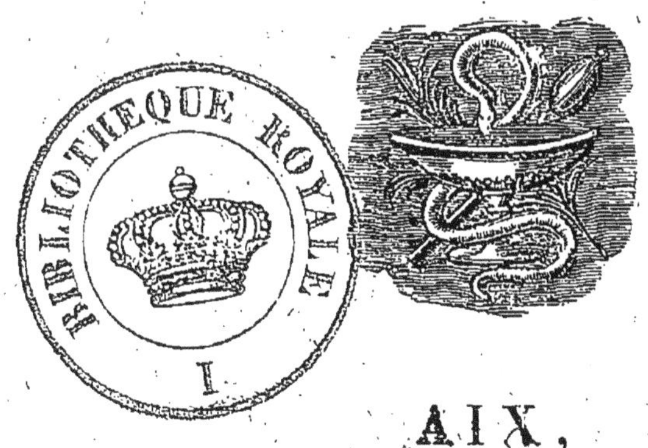

AIX,

De l'Imprimerie de FRANÇOIS GUIGUE, rue des Grands. Carmes, n° 5. — 1835.

COUP-D'OEIL

SUR LES DIFFICULTÉS QUI S'OPPOSENT A LA DÉCOUVERTE DES CAUSES PROCATARTIQUES DU CHOLÉRA-MORBUS, SUIVI D'UNE MÉTHODE DE TRAITEMENT, RELATIVE A L'ÉTAT ACTUEL DE NOS CONNAISSANCES.

Moyens Prophylatiques.

SI le but de la médecine est de guérir les maladies, toute l'attention du Médecin doit se porter sur ce point capital; mais il en est un autre d'une grande importance, c'est de prévenir la maladie, car il est plus important de prévenir une maladie, que d'être obligé de la guérir.

Je disais à mon médecin, dit Ovide, que les humeurs qui se soulèvent et qui rompent leur harmonie pouvaient être prises pour les géans; que les maladies compliquées qui viennent l'une avec l'autre, étaient les montagnes que ces géans entassaient et que la médecine était le Jupiter contre lequel elles faisaient des entreprises ; et qu'enfin, la médecine est la foudre salutaire que Dieu a lancé contre ces géans que nous appelons maladie : *Altissimus de cœlo misit medicinam.*

Tout le monde sait qu'étant placé dans un rayon épidémique, chaque individu peut en être atteint. On se demande d'abord, *dit M. Sandras*, s'il est possible de s'en garantir sans rompre ses habitudes. Ce savant sait trop bien qu'on ne change pas impunément son genre de vie sans commettre un excès. Cependant s'il faut vivre au milieu d'un atmosphère vicié, *Académie de médecine*, il est toujours prudent de le modifier. L'expérience a depuis longtemps prononcé sur ce point.

Mais l'expérience démontre aussi que le Choléra-Morbus attaque, sans exception, tous les individus placés sous son influence. Que faut-il conclure de cette décision ? Rien de satisfaisant, sinon que les sujets atteints ont une disposition ou une attitude à le contracter ; mais cette conclusion n'est pas autre chose que celle qui attribue à la même maladie le pouvoir de se transmettre par aglomération d'hommes ou des animaux.

Il est d'observation, au moins dans le midi de la France, que pendant l'épidémie, ou le règne du

Choléra, un grand nombre d'ouvriers, sans en être atteints, ont éprouvés des frissons vagues et des douleurs épigastriques, qu'une chaleur plus ou moins intense accompagnait toujours. D'autres, se plaignaient d'une douleur fixe à la tête pendant vingt-quatre heures, sans autre altération à l'intérieur du corps. Aussi nous avons traité des altérations semblables, comme si la maladie n'existait pas; et ces moyens étaient suffisans toutes les fois que ces affections n'étaient dues qu'à la crainte. Ensuite, avec une attention soutenue, il faut épier si les malades éprouvent des douleurs locales ou générales, ou une prostration de forces qui, pour l'ordinaire, annonce une altération plus ou moins profonde du système musculaire et nerveux. Alors l'usage des tisanes calmantes et diaphorétiques raniment les surfaces rafroidies de la peau, et rapèlent la chaleur du centre à la circonférence.

Tout ce qui favorise la digestion est indiqué comme moyen préservatif du Choléra-Morbus. Le vin chaud, par exemple, dans lequel on a fait infuser quelques cloux de gérofle et sucre, sera pris le matin avec avantage, Dans la même intention, le thé ou le tilleul, dans lesquels on ajoute une cuillerée de *rhum* et le sucre, excite la diaphorèse; et dans l'intention de prévenir les grampes, très-communes dans cette affection, on y ajoute quelques goutes de laudanum, qui produisent des meilleurs effets que l'opium brut, dans toutes les circonstances de la maladie. Au reste, le laudanum peut être remplacé par l'essence de menthe, ou par la liqueur d'Hoffmann.

Si cette pratique n'est pas concluante, il est vrai de dire aussi que jusqu'à ce jour aucune n'est plus satisfaisante pour asseoir notre jugement et suivre une méthode plus sûre. Ensuite, la symtomotologie et la séméïotique viennent au secours du médecin ; et voilà, selon nous, la route la plus sûre pour combattre, avec espoir de succès, les phénomènes précurseurs que la théorie et l'expérience nous indiquent. Cette pratique, selon nous, est la seule possible, tant que la médecine sera réduite à chercher la cause première, ou, pour mieux dire, celle qui donne naissance aux phénomènes aperçus.

Enfin, pour se garantir de l'épidémie cholérique, il convient d'observer la plus grande sobriété, et surtout la tranquillité de l'esprit, ne point abuser des forces motrices ; éviter les passions fortes qui ébranlent la machine entière, d'où résulte souvent un trouble plus ou moins complet des fonctions réparatrices ; fonctions indispensables au maintien de l'ordre que la nature a établi chez tous les animaux qui jouissent de la santé.

Considérations générales.

L'art du médecin consiste dans le jugement qu'il doit porter sur les mouvemens naturels ou irréguliers de la nature humaine. Sans cette connaissance, qu'il ne peut acquérir qu'au lit des malades, comment déterminer, dans une maladie, si les efforts actuels sont salutaires ou pernicieux? Celui qui se livre à la pratique avec cette ignorance, travaille donc au hasard, trouble le plus souvent les efforts salutaires par l'administration des moyens donnés sans discernement, et arrête certaines évacuations qui rendent la maladie incurable et souvent mortelle.

Ainsi donc pour travailler avec succès dans l'art difficile de guérir, il faut consacrer sa vie entière à l'étude de toutes les parties du corps, et s'appliquer soigneusement à celles des fonctions qui en dépendent. Alors, nanti de ces connaissances, le praticien jugera plus sûrement les causes des maladies par les signes qui leur sont propres.

Vient ensuite l'analogie, ou la science des probabilités; celle-ci n'est pas entièrement exacte, mais elle est utile, parce qu'elle dirige le jugement en l'obligeant de comparer le passé sur l'effet d'une cause présente

Par exemple, avant de classer une maladie nouvelle, il faut en connaître la nature. Je dis plus : peut-on donner un nom à une maladie compliquée d'un phénomène inconnu, ou bien d'un épiphénomène que les formes n'ont pu encore caractériser ? Quel jugement porter en pareille circonstances ? Aucun de fixe pour les indications. Dès-lors nous sommes obligés, forcés même, de poser des principes vraisemblables, combiner toutes les conséquences, errer de principe en principe, de conséquence en conséquence ; et en analysant par le raisonnement, nous pouvons parvenir à la vérité, susceptible, alors seulement, d'une classification méthodique.

Si le hasard ne nous procure pas spontanément la découverte d'une vérité, faut-il bien que la combinaison la cherche ; et dès-lors l'esprit, avide des connaissances réelles, forme des conjectures analogues, pose des principes, tire des conséquences, et à force d'errer d'hypothèses en hypothèses, parvient à la découverte de la vérité. Le hasard, dira-t-on, favorise mieux que toutes les combinaisons. Mais qu'est-ce que le hasard ? Le hasard n'est rien. Faut-il bien encore que celui, sous les yeux duquel cette vérité est produite par l'effet du hasard, la compare, la juge et la classe pour la mettre au rang des choses évidentes ; dès-lors la combinaison, la comparaison et le jugement ont démontré l'évidence, mais non le hasard, qui n'est rien par lui-même.

D'autres enfin, ont considéré l'art de guérir comme une science purement conjecturale, à cause des difficultés qu'on rencontre dans l'étude de cette science pour connaître l'essence de la vie. Partant de ce principe, ils ont dit aux médecins : vous ne pouvez observer que les apparences dans les changemens de l'économie vivante, sans nous rendre raison de la vraie cause de ce changement.

A cela Cabanis répond : que pour étudier l'état sain ou malade, que pour suivre la marche et le développement d'une maladie en particulier, le médecin n'a pas besoin de connaître l'essence de la vie, ni celle de la cause morbifique. Nous ne partageons pas entièrement cette opinion, parce que nous ne croyons pas suffisant d'étudier l'ordre que suivent les phénomènes d'une maladie, même dans tous ses rapports, pour réparer tous les écarts de la nature. Le *Choléra-Morbus* met cette vérité dans le plus grand jour.

Haller a démontré, par un grand nombre d'expériences, la force contractille de la fibre musculaire. Cette découverte nous prouve chaque jour, dans la pratique, l'utilité de la posséder. A l'aide de ce moyen, nous expliquons plusieurs phénomènes qui se manifestent dans les maladies ; et cet avantage, en agrandissant le domaine de nos connaissances, a porté les philosophes modernes à des plus amples conceptions.

Ceux-ci, calqués sur des principes que l'expérience avait dèmontré, ont divisé cet ordre de mouvement, en monvement volontaire et en mouvement involontaire. Cette division, devénue nécessaire par la certitude du fait, est utile dans la pratique, en ce qu'elle soulage la mémoire de celui qui discute, et facilite le jugement pour l'application des résultats qu'il classe. Ainsi, nous voyons, dans toutes les opérations de l'ésprit et souvent dans celles du corps, le besoin des hypothèses pour démontrer la vérité.

S'il est une science digne de l'homme, c'est celle sans doute qui a l'homme pour but. Connais-toi toi-même ; c'est là le précepte d'un sage. Ah ! quelle connaissance pourrait être pour nous plus précieuse à acquérir ? Placé sous la vaste scène du monde, l'homme est par lui-même le centre où tout va converger. Ce n'est que par les rapports qu'ils ont avec lui, qu'il peut juger des objets qui l'entourent, car leur essence réelle lui sera long-temps et peut-être toujours inconnue. C'est donc, comme dit Hippocrate, dans le petit monde ou microcosme, qu'il faut étudier les phénomènes du grand monde et les lois qui les régissent, car l'antropologie ou la science de l'homme, considérée dans toute son étendue est, à proprement parler, la science de l'univers.

L'homme est un être qui vit et qui pense. Les phénomènes de l'homme peuvent donc être classés en phénomènes relatifs à la vie, et en phénomènes relatifs à la pensée. Cette classification naturelle fournit les deux branches principales dans lesquelles se divise l'antropologie.

L'une ne considère l'homme que sous le point de vue physique; elle observe la structure du corps humain et les phénomènes qu'il présente, soit dans l'état de santé, soit dans l'état de maladie. Elle recherche les causes qui maintiennent la vie, et celles qui tendent à la détruire. C'est la physique de l'homme, c'est la médecine.

L'autre, uniquement occupée de l'homme moral, observe les facultés de l'esprit humain et les procédés qu'il emploie pour parvenir aux connaissances.

Elle tâche de le prémunir contre l'erreur, et le guide dans la recherche de la vérité. C'est la métaphysique de l'homme, de laquelle nous ne devons pas nous occuper ici.

Pour avoir une connaissance parfaite de l'homme, rien n'est plus important que de le comparer avec tout ce qui lui ressemble. Partant de ce principe, les faits que présente son histoire ne sont plus stériles ; au contraire, on les lie plus aisément à ceux que procure l'observation des corps naturels ; et ce rapprochement d'ailleurs en donnant quelques jouissances à celui qui s'y livre, alimente sa curiosité, en augmentant la somme de ses connaissances.

On sent déjà que pour parvenir à ce but, le physiologiste doit suivre avec attention le nombre, les formes et la disposition des ressorts qui font aller la vie dans l'économie des êtres vivans, parce qu'en effet, ce n'est qu'après avoir comparé toutes les fonctions des corps animés, que nous parvenons à nous former une juste idée du jeu et de l'action propre de nos organes.

La substance matérielle ou le corps de l'homme, est un composé de parties solides et de parties fluides ; mais il faut savoir aussi que la troisième partie, que nous ne connaissons que par ses effets, est peut-être celle qui joue le plus grand rôle dans l'économie entière. Par exemple, les organes les plus composés, sont le *cerveau*, le *cervelet*, les *poumons*, le *cœur*, l'*estomac*, le *foie*, la *rate*, les *reins*, les *glandes*, les *intestins*, avec les organes des sens; que chacun d'eux travaille d'une manière inconnue, et par une action qui lui est propre, un fluide particulier; tels sont le *chile*, le *lait*, le *sang*, la *bile*, la *sérosité*, la *mucosité*, la *sueur* et l'*urine*. Il faut savoir enfin que toutes ces opérations ne peuvent réellement avoir lieu, sans la participation d'un principe intérieur qui commande à la nature et la met en action par sa simple volonté.

Si l'homme matériel composait à lui seul tout son être, on sent d'avance que le plaisir et la douleur seraient pour lui comme n'existant pas, parce qu'il ne pourrait se rendre raison des impressions produites; aussi la pratique démontre au véritable clinicien, que la force vitale, plus puissante que la médecine, guérit un grand nombre de maladies, surtout quand on a su étudier ses intentions et diriger l'action qu'elle provoque.

Ainsi, comme toutes les maladies produites par un miasme spécial, le Choléra-Morbus pénètre l'économie entière par l'acte respiratoire et cutané;

et quelle que soit sa nature, l'action qu'il exerce sur les organes intérieurs paraît dépendre du système nerveux. Cette théorie est démontrée par la nature des phénomènes que nous observons dès le principe et pendant le cours entier de l'affection cholérique.

Matière et vie, voilà la composition de tout ce qui existe ; les différences ne sont que dans les modifications de ces deux principes. Si par la vertu des forces dont elle est douée, la matière tend continuellement à la dégradation de ses molécules ; d'un autre côté, par la propriété qu'elle eut en partage, la vie travaille toujours à l'assimilation ; aussi voyons-nous les êtres organisés, détruits par les attractions et les affinités sitôt qu'ils ne sont plus conservés par ces deux principes ou facultés, qu'on nomme sentiment et mouvement, ou bien par la faculté de sentir et la puissance de se mouvoir.

Voilà ce que nous avons cru nécessaire à l'intelligence du lecteur, pour lui démontrer les difficultés qui s'opposent à la découverte des causes des maladies dans l'état actuel de nos connaissances, et surtout sur celle qu'on désigne sous le nom de *Choléra-Morbus*.

Thérapeutique.

On l'a dit avant nous, sans indication point de thérapeutique, parce que les indications se déduisent nécessairement de la nature de la maladie ou des symptômes qui la caractérisent ; mais il est vrai aussi que tout semble avoir été essayé et abandonné en désespoir de cause.

Cependant tous les médecins savent que le Choléra-Morbus est une maladie très-aiguë de l'estomac et des intestins, dans laquelle on rend, avec beaucoup d'efforts par les vomissemens et les selles, des matières bilieuses, âcres, corrosives, vertes, jaunes, noires, accompagnées de cardialgie, de douleurs considérables, de coliques, de défaillances, d'oppression, d'un poulx fréquent, petit, inégal, de sueurs froides au front et même par tout le corps, d'une soif plus ou moins pressante et autres symptômes plus ou moins fâcheux qui tuent les malades en très-peu de temps. Voilà les caractères généraux et communs du Choléra-Morbus, connu depuis bien long-temps en Europe. J'entends déjà dire : non, je ne vois point là tous les symptômes que nous présente le *Cholera asiatique !* Oui sans doute. Mais nous rapportons ici à dessein des phénomènes déjà connus, faute de plus heureuses comparaisons, pour en tirer des conséquences pratiques.

Le Choléra-Morbus est une maladie grave, a dit un écrivain, et cet écrivain a dit une vérité; mais il a dit aussi, que ce mal est plus effrayant quand on l'attend, qu'il n'est daugereux lorsqu'il existe. Nous ne partageons pas entièrement cette opinion; car d'après ce principe, il ne faudrait penser qu'à s'en garantir, ce qui n'est pas toujours facile. Au reste, toutes les précautions prises ont démontré que le Choléra est une affection d'autant plus singulière, qu'elle n'est astreinte à aucune règle connue.

Cependant, dit un médecin philosophe de Paris, les phénomènes qu'on observe, dès l'invasion de cette maladie, paraissent dépendre d'une constitution septique de l'atmosphère qui exerce une influence particulière sur le systeme cutané et nerveux, d'où résulte spontanément un trouble dans l'économie entière. De là le spasme des capillaires par la trop grande secrétion des membranes gastro-intestinales et la prostration générale des forces de tout le système circulatoire en même-temps.

Cela posé, M. Sandras indique, avec raison, d'étudier la pratique qui se rapporte aux phénomènes aperçus, afin de les combattre avec plus davantage. Cette marche, en effet, nous paraît la plus sûre dans l'état actuel de nos connaissances; car dans une maladie où rien n'est déterminé relativement à sa nature propre, il n'est pas aisé, *dit ce praticien*, de la placer dans un ordre nosologique.

On sait bien que les uns l'ont placée dans un flux, d'autres dans un embarras gastrique, un troisième dans le système nervéux; mais la pratique démontre chaque jour que le Choléra asiatique, n'est réellement connu de la médecine, ni des médecins, que par ses effets. M. Antommarchi, par exemple, lui assigne pour cause une asphixie du cœur avec perte de chaleur animale; mais l'observation et l'expérience ne viennent pas à l'appui de cette assertion.

A présent, si nous jetons un coup-d'œil sur l'ensemble des phénomènes qu'on observe dans l'affection cholérique, nous verrons que cette maladie débute par un mal-aise général, que bientôt des vertiges plus ou moins fréquens arrivent avec une rapidité extraordinaire, d'où résulte de crampes aux extrêmités, avec une chaleur vive à l'épigastre, prélude du vomissement et des selles grisâtres mal digérées, mais toujours fétides. Qu'à cette époque, le poulx est petit, et la langue sale. A ces phénomènes se joignent bientôt des convulsions ou mouvemens tétaniques qui se manifestent aux extrêmités.

Il arrive aussi, mais cette circonstance est plus rare, que malgré tant de phénomènes allarmans, le poulx n'a perdu aucun degré de sa force. Si, en effet, le poulx a conservé son intensité, s'il offre même des mouvemens forts et précipités, qu'on observe souvent dans les affections aiguës; si enfin une chaleur plus qu'ordinaire se manifeste sur la peau, on peut conclure, avec fondement, que ces phénomènes désignent un état inflammatoire. Dès-là la saignée qu'on pratique avec succès dans cette forme d'invasion, a dit un praticien philosophe, mais qu'elle est toujours funeste dans le cas contraire.

Dès le principe, ainsi qu'on l'a déjà remarqué, le praticien est embarrassé pour analyser avec ordre et méthode l'ensemble des phénomènes aperçus. Cependant le temps presse pour agir. Doit-il rester spectateur bénévole et contemplateur de la mort, parce qu'il ne possède aucun moyen direct pour terrasser l'ennemi qui l'opprime? Non sans doute. Il convient donc qu'il se livre à une étude pratique relative aux modes de traitemens dictés par les phénomènes les plus apparens, ne possédant aucune véritable étude physiologique de la maladie.

Malgré tant de difficultés, il paraît néanmoins certain que le Choléra-Morbus est plus heureusement traité par telle méthode que par telle autre. Ce principe reconnu, a dit quelqu'un, il serait important de désigner les cas sur lesquels on pourrait fonder un traitement direct dans l'espoir de réussir; mais une méthode semblable ne peut avoir lieu, Sandras, qu'à l'aide de la symptomatologie.

C'est donc de l'étude particulière faite sur les malades, que nous devons tirer les principales indications. Nous partageons complétement cette opinion, comme la seule probable dans l'état actuel de nos connaissances sur la nature et le traitement du Choléra-Morbus.

Nous avons déjà vu que dans certains cas, malgré les crampes, la diarrhée et les vomissemens, le poulx conservait toute sa plénitude, et qu'alors les anti-phlogistiques étaient indiqués ; mais dans le midi de la France, l'expérience nous a constamment démontré, que la saignée du bras est plus dangereuse qu'utile ; et que l'application des sang-sues sur l'épigastre, ordinairement douloureux, produit des plus heureux effets. Il est de fait aussi que cette opération doit précéder toute autre médication, et que le moment de l'employer passe d'une manière rapide.

Les purgatifs ont produit quelques bons effets, quand les malades ont pu les supporter, administrés avec ordre et à petite dose. Il faut donc insister sur les purgatifs, dans l'intention de débarrasser les intestins au moyen d'un sel neutre. Dans le cas contraire, c'est-à-dire, si le malade ne peut le supporter, il faut les donner en lavemens ; car on a observé qu'administrés sous cette forme, à la dose d'une once, le sulfate de soude fait cesser les vomissemens, et tous les symptômes disparaître en très-peu de temps. Il convient donc d'insister sur les purgatifs, et débarrasser les intestins au moyen d'un sel neutre. Pendant tout ce temps, et toujours dans la même intention, il faut ordonner une boisson astringente et rafraîchissante en même-temps. L'eau de riz, par exemple, dans laquelle on mettra un citron et du sucre, remplit parfaitement l'indication, prise fraîche et même à la glace.

L'opium, administré dans toutes les formes, est bien indiqné dans le Choléra ; mais ici, la dose de calmant n'est pas précisément déterminée. Les uns l'ont administré avec succès à celle de *vingt* et même *trente* grains, dans l'espace de vingt-quatre heures ; mais ces circonstances sont rares et même peu sûres.

Quant à nous, nous n'avons jamais dépassé celle de dix grains dans le même espace de temps, persuadés qu'une plus forte dose n'est jamais prise sans inconvéniens dans aucune circonstance de la vie.

Si les moyens que nous venons d'indiquer n'ont pas rempli les intentions qu'on s'était proposées en les administrant, alors il convient de changer la nature des lavemens et en continuer l'usage. Ceux-ci seront composés d'une décoction de feuilles ou de fleurs de mauve d'abord, dans laquelle on fera fondre une once et demie de savon blanc et en continuer l'usage. Il est essentiel de savoir, que pris aussi froids que possible, ces lavemens arrêtent les vomissemens et les selles qui épuisent les forces en très-peu de temps.

Jusqu'à présent on n'a pas assez préconisé les bains dans le traitement de l'affection qui nous occupe ; mais il est vrai aussi que l'usage de ce moyen n'a pas toujours justifié la présomption de son utilité. Cependant les bains de vapeurs aromatiques paraissent réunir plusieurs avantages, si nous considérons l'inertie des fonctions cutanées.

Ainsi, par exemple, le thim, le romarin, la menthe et autres de cette classe, paraissent des moyens directs pour rétablir l'usage de cette fonction, indispensable au retour de la santé. Mais ceux qui méritent peut-être plus notre attention, sont les bains de *foins*, desquels les russes ont proclamé les bons effets dès le début de l'affection cholérique ; aussi, dit un médecin de la capitale, personne n'ignore que le gouvernement de cette nation a récompensé l'auteur de cette découverte, ce qui est du moins une présomption de son utilité.

Il en est de même du sous-nitrate de Bismuth. Ce médicament, administré avec ordre et méthode, à la dose de trois à six grains par jour, calme les douleurs de l'estomac et fait cesser les vomissemens. Rarement, dit M. *Lombard*, les malades en éprouvent d'autres effets, et M. *Léo* les considère comme le meilleur moyen à opposer au Choléra dans toutes les circonstances de la maladie. En effet, son action sédative sur le plexus solaire vient à l'appui de cette opinion, lorsqu'on considère, en effet, que les gastralgies, accompagnées de vomissemens, sont promptement guéries par l'administration de ce remède.

Ainsi, par exemple, prenez huit ou dix grains de sous-nitrate de Bismuth et deux grains d'opium mêlés avec suffisante quantité de conserve de rose ou de kinorrhedon, pour faire du tout six bols ou pillules, que le malade prendra dans le courant de la journée. On peut augmenter cette dose sans inconvéniens, même continuer plusieurs jours de suite. Pendant l'usage de ce moyen, le malade prendra de la limonade fraîche et même à la glace.

Quand, par l'administration méthodique de ces moyens, on est parvenu à arrêter les vomissemens, il faut toujours, dans l'intention de rendre plus régulière la distribution des forces digestives et réparatrices, entretenir cet état par une température chaude pour éviter les crampes, qui pour l'ordinaire ne se manifestent que dans la période algide qu'il faut éviter.

Si, malgré l'usage de ces moyens, les crampes se manifestent, il faut les combattre par des frictions faites sur les membres, avec un composé d'alcool de mélisse, ou tout autre semblable, auquel on ajoute l'éther accétique, l'ammoniaque et le laudanum liquide. L'usage de ce traitement a réussi dans plusieurs occasions. Enfin, d'autres ont combattu les crampes avec succès par le mélange du laudanum avec le camphre.

Les frictions mercurielles n'ont pas été assez préconisées dans le traitement du Choléra-Morbus, surtout dans cette dernière circonstance. Cette pratique, a été mise en usage par mon confrère et ami, le docteur Carbonnel, pendant la durée de l'épidémie cholérique, à Aix, Bouches-du-Rhône; il a employé vingt livres pesant d'onguent mercuriel double, à la dose d'une once pour chaque friction. Il faut ajouter à cette circonstance, que ce praticien ordonne de faire sur chaque malade jusqu'à six frictions par jour, à la dose d'une once pour chaque friction; de manière qu'il employait six onces de cette substance dans les vingt-quatre heures pour chaque malade. Mais ce qui est plus remarquable et difficile à expliquer, c'est qu'aucun de ces malades n'a éprouvé la moindre salivation, et que chez la majeure partie, les crampes ont cessé en peu de temps.

Si, malgré l'emploi de ces moyens, la tendance typhoïde se manifeste, la kinine est ici dans toute l'étendue de son domaine, avec cette condition néanmoins qu'elle sera administrée par un homme de l'art. Il en sera de même des fièvres intermittentes, si elles se manifestent pendant la durée du Choléra. Encore ici, que la fièvre soit quotidienne, tierce, quarte, remittente ou intermittente, l'emploi de la quinine est le seul moyen de salut, administrée, bien entendu, avec ordre et méthode.

L'épidémie cholérique a démontré aux médecins une funeste vérité, savoir : qu'il y a dans l'organisation des causes morbifiques tellement puissantes, que l'homme de l'art, le médecin clinique, ne saurait lutter contr'elles avec succès. Toutes les Académies ont tellement senti cette vérité, qu'elles reconnaissent dans l'organisation des conditions malheureuses qui décident souverainement du sort des malades. De vérités semblables, proclamées par de corps savans, autorisent sans doute d'accuser la médecine de son impuissance.

FIN.

www.ingramcontent.com/pod-product-compliance
Ingram Content Group UK Ltd.
Pitfield, Milton Keynes, MK11 3LW, UK
UKHW012127240726
13965UKWH00005B/2030